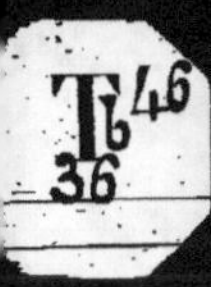

DE L'ÉVOLUTION DES NERFS

ET

DU SYSTÈME NERVEUX

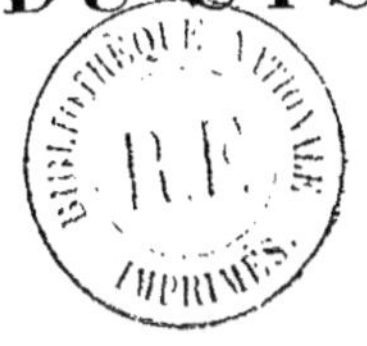

RÉSUMÉ

D'UNE CONFÉRENCE FAITE A ROYAL INSTITUTION

PAR

M. GEORGES J. ROMANES

TRADUIT DE L'ANGLAIS

PAR

E. RODIER

AVEC 18 FIGURES DANS LE TEXTE

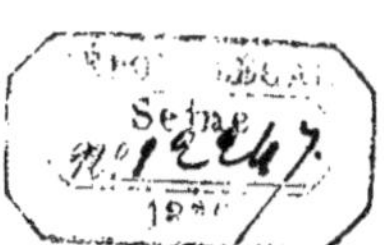

PARIS

G. MASSON, ÉDITEUR

LIBRAIRE DE L'ACADÉMIE DE MÉDECINE

BOULEVARD SAINT-GERMAIN, EN FACE DE L'ÉCOLE DE MÉDECINE

M DCCC LXXVIII

DE L'ÉVOLUTION DES NERFS
ET DU SYSTÈME NERVEUX

Le tissu nerveux en général se compose de deux éléments anatomiques figurés, savoir : de très-petites *cellules nerveuses* et de très-délicates *fibres nerveuses*. Les fibres naissent des cellules et y aboutissent, servant ainsi à les réunir les unes avec les autres, et, aussi, avec des parties du corps animal plus distantes. En outre, les cellules et fibres nerveuses, quelque part que nous les rencontrions, présentent absolument la même apparence. Voici, par exemple, une esquisse très-grossie du tissu nerveux tel que nous le trouvons dans l'homme (fig. 1). Si je vous montrais le tissu nerveux tel que je l'ai trouvé dans la *Méduse*, vous verriez combien ces deux tissus se ressemblent, quoiqu'ils soient pris aux limites extrêmes de la partie du règne animal dans laquelle on a reconnu l'existence d'un système nerveux. On trouve ordinairement les cellules nerveuses réunies en groupes appelés centres nerveux ou ganglions, d'où partent et où se terminent de gros faisceaux de fibres nerveuses : ces gros faisceaux sont ceux que nous voyons à l'œil nu et qui, sous le nom de *nerfs*, parcourent le corps dans toutes les directions (fig. 5). Quand un de ces faisceaux

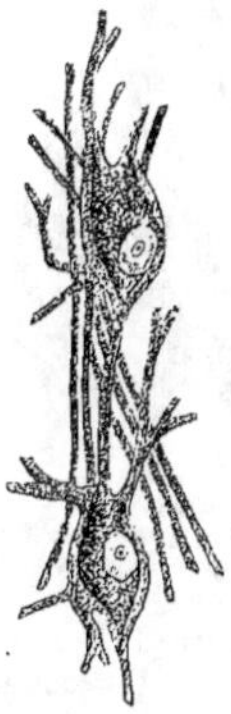

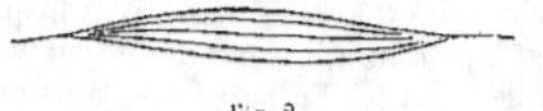

Fig. 1. — Cellules nerveuses et fibres nerveuses de l'homme. (D'après Leydig.)

atteint un ganglion, ou groupe de cellules, il se divise comme le bout d'une corde qui aurait été cardée, et les fibres qui le constituent traversent les cellules,

Fig. 2.

s'entrelaçant dans toutes les directions, comme le montre ce diagramme (fig. 5). Voici un autre dessin (fig. 6) se rapprochant bien plus de la nature, et qui

représente des cellules très-grossies du cerveau humain; car cet organe n'est autre chose qu'une réunion de ganglions.

Pour expliquer la fonction des cellules et des fibres nerveuses, je dois commencer par vous dire ce que les physiologistes entendent par *excitabilité*.

Supposons que ce dessin (fig. 2) représente un muscle détaché du corps d'un animal récemment tué. Tant que vous n'agirez pas sur lui de quelque manière, il restera tout à fait immobile. Mais chaque fois que vous le stimulerez en le pinçant, le brûlant, ou en employant une décharge électrique, le muscle donnera une contraction en réponse à chaque excitation. C'est cette faculté des tissus organiques de répondre à un *stimulus* que les physiologistes désignent sous le nom d'*excitabilité*.

Les nerfs, non moins que les muscles, présentent la propriété d'être excitables. Supposez, par exemple, un muscle préparé de la même manière que le dernier, excepté qu'avec lui on a détaché le nerf qui s'y insère. Chaque fois que vous pincerez, brûlerez ou électriserez un point quelconque du nerf, le muscle se contractera ; mais vous remarquerez avec soin qu'il y a une grande différence dans ces deux cas de réponse du muscle. Alors que, dans le premier cas, le muscle répondait à un stimulus appliqué *directement* à sa propre substance, dans le second cas, il répond à un stimulus appliqué *à distance* de sa propre substance, stimulus qui est alors *conduit* au muscle par le nerf. Vous concevez dès lors la fonction caractéristique des fibres nerveuses, qui est de *conduire* les excitations *à distance*. Telle est la fonction des fibres. Mais la fonction des cellules est bien différente. Elle consiste à accumuler, à emmagasiner de l'énergie nerveuse et à décharger, en temps utile, cette énergie dans les fibres attachées à la cellule. L'énergie nerveuse, ainsi déchargée par les cellules, agit comme un stimulus sur les fibres nerveuses, de sorte que si ces dernières s'insèrent sur un muscle, ce dernier se contracte sous l'influence de cette excitation.

Je dois ajouter que, quand les cellules nerveuses

sont réunies en ganglions, on les voit souvent décharger spontanément leur énergie, sans qu'aucun stimulus visible ait causé ce phénomène. De sorte que, dans tous les animaux, excepté ceux placés au bas de l'échelle zoologique, quand nous constatons une action spontanée, nous en concluons la présence probable des ganglions. Mais le point que je désire que vous gardiez bien dans vos esprits, c'est la distinction que j'indique entre le *nerf* et le *muscle*. Une excitation appliquée à un muscle sans nerf ne peut se propager dans le muscle qu'en donnant naissance à une *onde visible de contraction* qui se répand dans tous les sens, en rayonnant du point excité, comme d'un centre. Au contraire, un *nerf* conduit l'*excitation* sans subir aucun changement de forme (fig. 7). Donc, pour ne pas oublier cette importante distinction, il est entendu que chaque fois que je parle d'un *muscle*, c'est comme conduisant une *onde visible* de *contraction*, tandis que s'il s'agit d'un *nerf*, c'est comme conduisant une *onde invisible*, ou moléculaire, d'*excitation*.

Les fibres nerveuses sont ainsi différenciées fonctionnellement des fibres musculaires et aussi, je dois le dire, du protoplasma par la propriété de conduire des *ondes invisibles* ou moléculaires d'*excitation* d'un point de l'organisme à l'autre, établissant par là une continuité physiologique entre ces parties, sans qu'il soit besoin du passage d'une *onde contractile visible*.

J'aurai terminé tout ce que j'ai à dire de la fonction du système nerveux, quand j'aurai décrit le mécanisme des actions réflexes. Supposez que ceci A (fig. 5) représente un organe périphérique, comme une partie de la peau de quelque animal ; ceci C une collection de cellules ou ganglion et ceci B un muscle. La partie de la peau représentée est réunie aux cellules qui forment le ganglion par le moyen d'un tronc nerveux de direction centripète, tandis que les cellules nerveuses du ganglion sont rattachées au muscle par un tronc nerveux centrifuge. Ceci posé, quand un stimulus est appliqué à la peau au point où le tronc nerveux centripète prend naissance, ce tronc nerveux conduit l'excitation aux cellules nerveuses du ganglion. Quand ces cellules reçoivent ce stimulus, elles laissent partir une de leurs décharges caractéristiques d'énergie nerveuse, laquelle, passant par le nerf *centrifuge*, détermine la contraction du muscle.

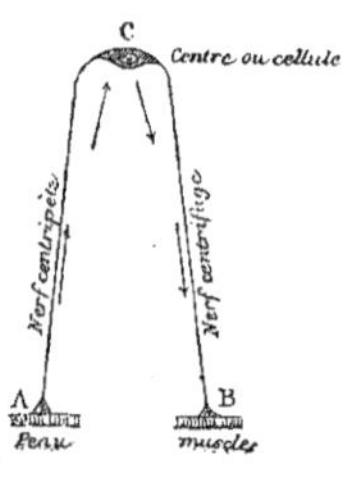

Fig. 5. — Schéma du mécanisme de l'action réflexe ou arc sensitivo-moteur.

C'est ce mode particulier de réponse du muscle, qui a été nommé action *réflexe*, parce que l'onde d'excitation ne passe pas en droite ligne du siége du stimulus au muscle, mais gagne d'abord le ganglion, d'où elle est *réfléchie* au muscle. Ceci, à première vue, paraît une manière de procéder bien détournée, mais en réalité c'est la plus économique qui puisse être employée.

Songez, en effet, au nombre énorme et à l'infinie complexité des excitations auxquelles chaque animal est plus ou moins exposé, et vous comprendrez la nécessité pour les animaux supérieurs d'un système organisé, où il y ait possibilité d'une réponse pour chacune de ces excitations. Or, pour emprunter au professeur Bain une heureuse comparaison, les excitations sont systématisées suivant le même principe que la circulation des lettres par la poste. Parce que précisément, comme quand il s'agit des lettres, il n'y a pas de communication directe entre une rue et une autre, mais que chaque lettre passe d'abord par le bureau central, de même la transmission des excitations d'un membre du corps à un autre s'effectue exclusivement par l'intermédiaire d'un centre ou ganglion.

Ceux d'entre vous qui sont familiarisés avec les écrits de M. Herbert Spencer savent bien quelles fortes preuves il donne en faveur de sa théorie sur la genèse des nerfs. Cette théorie consiste, vous vous le rappelez, à supposer qu'au début, à l'état naissant, les tissus conductifs ou fibres nerveuses rudimentaires se différencient du tissu contractile ambiant, ou protoplasma homogène, par un procédé d'intégration dû uniquement à l'usage.

Ainsi, commençant par le cas d'un protoplasma sans aucune différenciation, M. Spencer part de ce fait que chaque portion de la masse colloïde est également excitable, également contractile. Mais, bientôt après, le protoplasma commence à prendre ces aspects définis, reconnus par nous comme les formes spécifiques de la vie : dès lors, certaines de ses parties sont habituellement exposées à des forces qui diffèrent de celles auxquelles d'autres parties sont exposées. Par la suite, le protoplasma continue à prendre des formes de plus en plus variées, et, dans certaines circonstances, il peut arriver que les parties placées d'une manière spéciale par rapport aux influences extérieures soient plus fréquemment excitées à se contracter que ne le sont les autres parties de la masse. En pareil cas, la fréquence relative avec laquelle les ondes d'excitation rayonneront des parties les plus exposées, aura probablement pour effet de créer une sorte d'arrangement, de polarité dans les molécules protoplasmatiques, situées

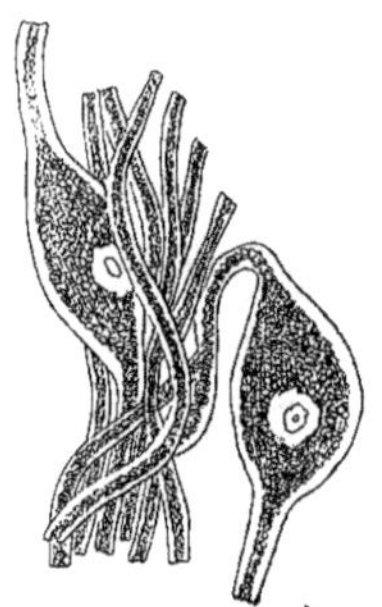

Fig. 4. — Cellules et fibres nerveuses d'un ganglion de Lamproie. (D'après Carpenter.)

sur les lignes suivant lesquelles cheminent ces ondes, et, pour d'autres raisons aussi, tendra de plus en plus à convertir ces lignes en passages offrant une résistance de moins en moins grande à la progression de ces ondes moléculaires, c'est-à-dire aux ondes d'*excitation*, bien différentes des ondes de *contraction*.

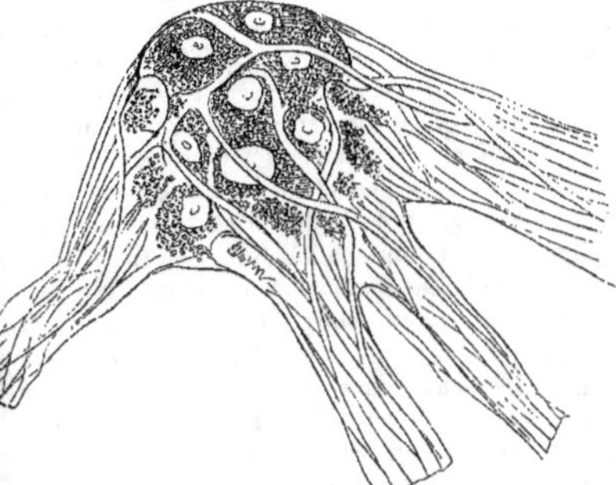

Fig. 5. — Schéma d'un ganglion nerveux, très-grossi. (D'après Paul Bert.)

Enfin, quand les lignes offrant une résistance comparativement moindre au passage des impulsions moléculaires ont été ainsi organiquement établies, ces lignes doivent tendre à devenir de plus en plus définies par un usage constant, jusqu'à ce qu'elles deviennent désormais les *canaux* habituels de communication entre les parties de la masse contractile

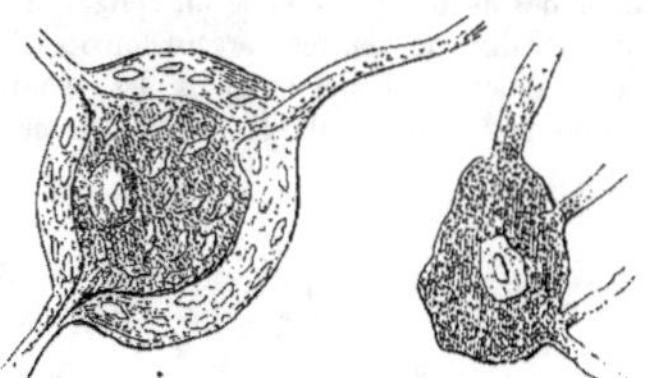

Fig. 6. — Cellules du cerveau humain. (D'après Robin.)

à travers laquelle elles passent. Ainsi par exemple si une telle ligne a été établie entre le point A et le point B, d'une masse de protoplasma contractile (fig. 8), quand un stimulus sera appliqué au point A une onde invisible d'*excitation* courra le long de cette ligne jusqu'en B, déterminant en ce point B une *contraction* du tissu ; — et cela, sans qu'aucune onde *contractile* visible ait passé à travers le tissu de A en B.

Voilà un maigre abrégé de la théorie de M. Spencer, dont la conception la plus claire et la plus vive, peut-être, résultera de ces quelques mots empruntés à une de ses propres comparaisons : « De même que l'eau élargit et creuse continuellement de plus en plus le canal à travers lequel elle coule, de même

le courant moléculaire, que nous étudions, passant toujours à travers le même tracé, tend de plus en plus à s'y creuser des lignes de passage fonctionnellement différenciées du reste du tissu. »

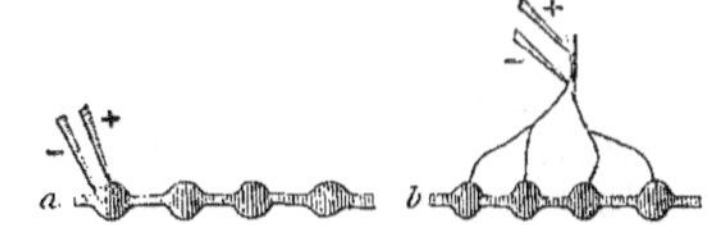

Fig. 7. — *a*. Fibre musculaire excitée directement.— *b*. Fibre musculaire excitée par un nerf sous contraction de celui-ci.

Quand cette ligne de passage a atteint son plein développement, c'est une fibre nerveuse, que l'histologiste peut étudier à part ; mais, avant qu'elle arrive à cet état parfait, c'est-à-dire avant qu'elle puisse être observée comme élément anatomique distinct et figuré, M. Spencer l'appelle une *ligne de décharge*.

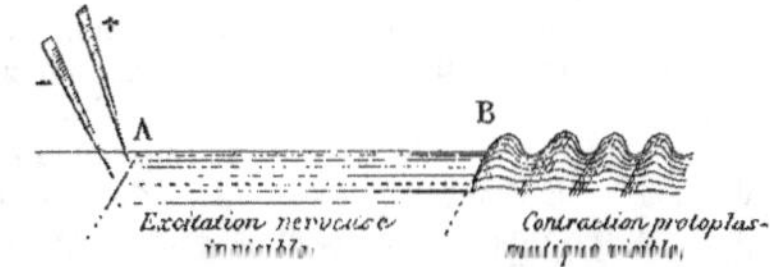

Fig. 8.

Cette théorie étant telle que je viens de le dire, je vais m'efforcer de montrer comment elle se réalise dans les faits. Et ici il devient nécessaire que je fasse allusion à mes propres travaux. Vous connaissez tous, je n'en doute pas, l'apparence générale des *méduses*. Cet animal présente à peu près la forme

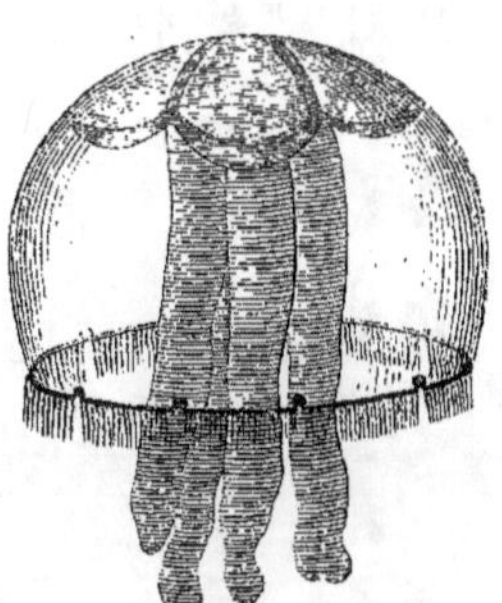

Fig. 9. — Méduse.

d'un champignon (fig. 9) ; l'organe qui occupe la place du stipe du champignon est la bouche et l'estomac de la méduse et on l'appelle le *pédoncule* ou *polypite*, tandis que l'organe qui ressemble au chapeau du champignon constitue la principale masse de l'animal et est nommée l'*ombrelle*.

Le pédoncule et l'ombrelle sont presque entièrement composés d'une substance gélatineuse transparente et épaisse, non contractile ; mais toute la surface concave de l'ombrelle est recouverte par une mince couche ou lame de tissu contractile. Ce tissu n'est pas tout à fait du protoplasma, ni tout à fait un muscle, mais quelque chose d'intermédiaire. Il constitue la première apparition dans le règne animal de quelque chose ressemblant à du tissu musculaire. L'épaisseur de cette couche continue de muscle rudimentaire est assez uniforme et n'est nulle part plus grande que celle d'une feuille de papier très-fin. Le bord de l'ombrelle porte une série de tentacules très-contractiles, et, aussi, une autre série de corps qui ont pour nous la plus grande importance. Voilà ces corps marginaux représentés sur la figure 9, mais dont je n'ai pas besoin de décrire la structure. Enfin il ne sera pas superflu d'ajouter que toutes les méduses sont douées de la faculté de locomotion. Le mécanisme de celle-ci est bien simple : il consiste simplement dans la contraction et la détente alternatives de toute la lame musculaire qui revêt la concavité de l'ombrelle. A chacune des contractions de la couche musculaire, les bords de l'ombrelle sont attirés l'un vers l'autre ; la capacité de celle-ci se trouvant ainsi diminuée, de l'eau est chassée en arrière par la partie ouverte de l'ombrelle, et la réaction qui en résulte pousse l'animal en avant. Dans ces mouvements natatoires la systole et la diastole se rhythment avec une parfaite régularité, comme les battements de notre cœur.

La question de savoir si les méduses possèdent un système nerveux a longtemps occupé les labeurs plus ou moins ardus de plusieurs naturalistes. Jusqu'à ces derniers temps, néanmoins, il y a eu si peu de certitude à ce sujet que le professeur Huxley, *lui-même*, une des plus grandes autorités pour ce groupe, définit ainsi l'état des débats dans sa classification du règne animal : « Il n'a été découvert de système nerveux dans aucun de ces animaux. » La cause de cette incertitude est dans ce fait, que la nature transparente et déliquescente des tissus des méduses rend très-difficile une bonne observation microscopique. Si bien que, considérant la quantité et le mérite des travaux dont ce problème a été l'objet, je doute s'il aurait jamais été résolu par l'emploi exclusif des méthodes histologiques. Mais ceux d'entre vous qui étaient présents à ma lecture de l'année dernière se rappelleront, sans doute, qu'en me servant d'un autre moyen que l'*histologie*, je parvenais à trancher enfin la question depuis si longtemps pendante. Vous vous souvenez, en effet, qu'en détachant simplement l'extrême bord marginal de l'ombrelle, je fus surpris de voir que les mouvements, tout à l'heure si actifs, de l'animal avaient soudain et entièrement cessé. La paralysie produite par cette simple opération était *instantanée, durable et complète*. Vous vous rappelez, d'un autre côté, que le bord de l'ombrelle qui venait d'être détaché continuait invariablement ses mouvements rhythmiques, avec une vigueur et une obstination que n'altérait en rien sa séparation de la majeure partie de l'organisme. Des heures, et même des jours après cette opération, ces mouvements persistaient, de sorte que le contraste entre l'immobilité cadavérique de l'ombrelle mutilée, et les contractions énergiques de la portion filiforme, qui en avait été détachée, était aussi frappant qu'il soit possible de le concevoir.

Ces expériences prouvaient donc, de la manière la plus concluante, que le long de l'extrémité marginale des méduses, est situé un système puissamment localisé de centres nerveux ou ganglions, à l'activité fonctionnelle desquels les mouvements rhythmiques de l'ombrelle sont exclusivement dûs.

II

Les méduses étant les animaux les plus bas dans l'échelle chez lesquels un système nerveux ait, jusqu'à présent, été découvert, nous avons en elles des sujets sur lesquels nous pouvons expérimenter, avec le plus d'espoir d'arriver à élucider toutes les questions relatives à l'origine et aux propriétés des tissus nerveux primitifs. Aussi, ai-je consacré beaucoup de temps et d'efforts, cette année et l'année dernière, à cultiver ce champ de recherches, et, comme c'est un terrain qui n'a jamais encore été défriché, et dont la fertilité s'est montrée prodigieuse, il n'est pas surprenant que j'y aie recueilli une ample moisson de résultats.

En tant que ces résultats ont quelque rapport avec la théorie générale de l'évolution, leur caractère est *uniformément tel que cette théorie nous au-*

rait porté à le prévoir. Je pourrais citer un nombre de faits qui tendent à prouver, d'une manière frappante, que les tissus nervo-musculaires primitifs des méduses, au point de vue de leurs propriétés physiologiques, présentent d'indiscutables affinités, d'un côté, avec les tissus excitables de certaines *plantes*, et, d'un autre côté, avec le tissu nervo-musculaire d'animaux placés très-haut dans l'échelle. Mais, dans la crainte que ce sujet m'entraîne trop loin, je me bornerai à décrire ceux des résultats obtenus par moi qui tendent à corroborer la théorie de M. Herbert Spencer concernant la manière dont s'est accomplie l'évolution des nerfs et du système nerveux. Et j'adopte ce plan, non-seulement parce que je pense que les faits relatifs à un sujet si important ne peuvent manquer d'intéresser toute personne intelligente, mais aussi parce que je crois que c'est le lieu le mieux choisi pour publier quelques-unes des inductions que j'ai tirées des faits par moi constatés.

Si ces inductions sont logiques, leur influence tant philosophique que scientifique sera grande et de très-haute portée, et c'est pour cela que je vais appeler votre attention sur une interprétation qui se rattache à ces faits, interprétation que je publie ici pour la première fois.

Commençons par ce diagramme (fig. 10). Il représente l'*Aurelia aurita*, dont le pédoncule a été coupé à la base, et offrant aux regards la surface inférieure ou concave de l'ombrelle. Cette ombrelle, quand elle est complétement étendue, comme elle est ici représentée, a environ la dimension d'une assiette à soupe, et tous les ganglions du bord sont réunis en huit amas marginaux ; de sorte qu'en enlevant ces huit corps, on détermine une paralysie totale de l'ombrelle. Mais, quoique l'ombrelle soit ainsi paraly-

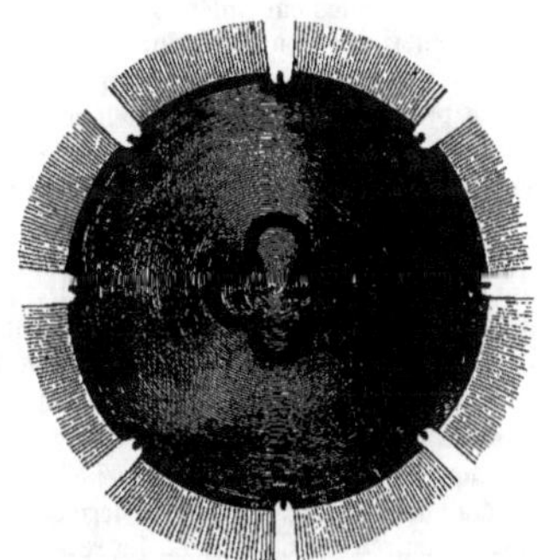

Fig. 10.

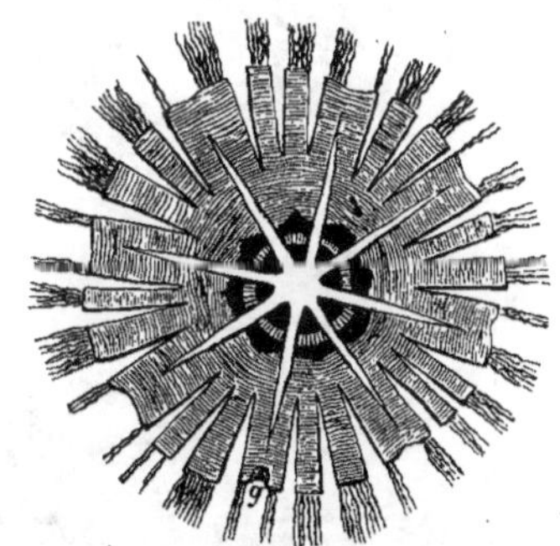

Fig. 11.

sée quant à ses mouvements *spontanés*, elle continue à répondre aux excitations. Chaque fois qu'on pique ou qu'on électrise un point de la lame contractile, une onde de *contraction* part du point qu'on a stimulé et se répand, de ce point comme d'un centre, dans toutes les directions. Ces ondes *contractiles* cheminent, à la température ordinaire, avec une vitesse d'environ 1 pied et demi (45 centimètres) par seconde. Or la question la plus importante relativement à ces ondes, que vous avez à envisager, est celle-ci : Sont-elles simplement de la nature des ondes *musculaires*, telles que nous les voyons dans le protoplasma non encore différencié, ou bien exigent-elles la présence de fibres *nerveuses* rudimentaires pour se propager ; l'onde *d'excitation* qui suivrait la fibre *nerveuse* rudimentaire, causant, à mesure qu'elle avance, l'onde *contractile* dans les fibres *musculaires* rudimentaires ?

Le grand argument pour prouver que ces ondes contractiles sont des ondes *musculaires*, et rien de plus, est simplement celui-ci : Le tissu contractile peut supporter des formes de section extrêmement rigoureuses, sans que le passage des ondes contractiles y soit intercepté. Par exemple, quand l'ombrelle de l'Aurelia est coupée comme le représente la figure 11, et qu'on excite un point quelconque du cercle, une onde contractile rayonne à partir du point excité, exactement comme cela se passait avant que les sections eussent été opérées ; néanmoins l'onde a maintenant à décrire une sorte de zigzag pour contourner l'extrémité de chacune des coupures, qui s'opposent à son passage. De même, si au lieu d'employer une excitation artificielle, on laisse *in situ* un seul ganglion, après avoir enlevé tous les autres, les ondes contractiles rayonneront, avec leur régularité rhythmique habituelle, du seul ganglion restant, et se répandront tout autour du disque. Cette expérience semble donc prouver que le passage des ondes contractiles dépend, non de la propriété conductrice de quelque réseau nerveux rudimentaire, mais seulement des qualités protoplasmatiques du tissu musculaire primitif. Cette expérience, dis-je, semble le prouver, parce que la forme de la mutilation paraît devoir nécessairement détruire la continuité fonctionnelle de tout ce qui pourrait ressembler à un réseau nerveux, tel qu'on l'observe chez les animaux supérieurs.

Voici maintenant (fig. 12) une autre forme de section. Sept des corps marginaux ayant été enlevés comme précédemment, le huitième, laissé en place, a été pris pour origine d'une section circulaire, qui a été prolongée tout autour du disque, sous la forme d'une spirale continue. De cette opération résulte une longue bande de tissu en forme de ruban, portant à l'une de ses extrémités le ganglion, et à l'autre le reste de l'ombrelle. Eh bien ! comme précédemment, les ondes contractiles prennent naissance au ganglion ; mais maintenant elles doivent courir le long de la bande jusqu'à ce qu'elles arrivent à l'autre extrémité. Arrivée en ce point, chaque onde fait sentir son influence à ce qui reste de l'ombrelle,

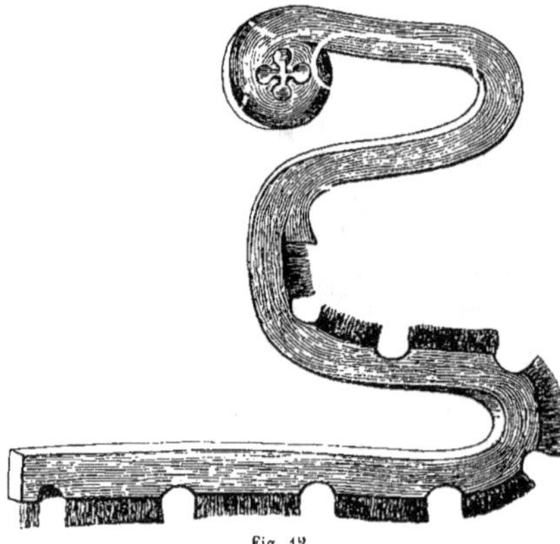

Fig. 12.

qui aussitôt se contracte. Ainsi, de ce mode de section, comme du précédent, il semble qu'on doive certainement déduire que le passage de l'onde *contractile* ne dépend pas de la présence d'un réseau nerveux ; car on ne peut rien imaginer de plus propre à détruire la continuité d'un tel *plexus*, que la section en spirale.

Néanmoins, il y a une somme importante de preuves qu'on peut invoquer à l'appui de l'autre manière de voir. Comme je n'ai l'intention d'en indiquer que les principaux points, je bornerai mes observations à la section en spirale. Et, avant tout, j'ai invariablement trouvé que dans ce mode de section, si on pousse l'opération assez loin, on est sûr d'arriver plus tôt ou plus tard, à un point où les ondes contractiles cessent de se propager plus loin, un point où elles sont *interceptées*. De plus, le point auquel s'arrêtent ainsi les ondes varie extrêmement dans les différents individus de la même espèce. Quelquefois, les ondes sont interceptées, quand la bande a 1 pouce (2 centimètres et demi) ou moins

en longueur, tandis que d'autres fois elles continuent à passer librement d'un bout à l'autre de la bande qui n'a que 1 pouce de large et près de 1 mètre de long ; et entre ces deux extrêmes se placent tous les degrés de variation. Maintenant, si nous supposons que l'influence du ganglion situé à l'extrémité de la bande, se propage le long de celle-ci comme une simple *contraction musculaire*, je ne vois pas pourquoi une onde de cette nature serait jamais complètement arrêtée, et encore moins pourquoi le point où se produit cet arrêt, serait si variable dans les différents individus d'une même espèce. Mais, au contraire, si nous supposons que la propagation de l'influence du ganglion dépend plus ou moins de la présence d'un réseau nerveux plus ou moins déterminé, l'explication des faits précédents ne souffre plus de difficulté, car, d'après la théorie générale de l'évolution, il faut s'attendre à ce que, si des fibres de cette nature existent dans des animaux tellement inférieurs, elles ne soient pas constantes dans leur position.

Mais il y a en faveur des *fibres nerveuses* un argument plus fort que voici. En quelque point de la bande spirale, qui s'avance progressivement par la section, en quelque point, dis-je, que l'arrêt de l'onde contractile se produise, il est sûr que cet arrêt a lieu complétement et exclusivement en ce point ; or je ne peux expliquer ce fait invariable autrement qu'en supposant qu'en ce lieu précis la section a rencontré une ligne d'un tissu différencié fonctionnellement, c'est-à-dire a tranché un *nerf rudimentaire*.

Quelques-uns d'entre vous peuvent se rappeler quel était l'état de la question la dernière fois que je vous ai entretenus de ce sujet. En résumé, j'adoptais provisoirement l'opinion que toutes les parties de la lame musculaire des méduses sont parcourues par un réseau de nerfs rudimentaires ou *lignes de décharge*, et j'expliquais ce fait que ces tissus peuvent parfois supporter des sections qui les mutilent, sans rien perdre de leur continuité physiologique, en supposant que toutes les fibres nerveuses rudimentaires composant le réseau, sont capables à un degré extraordinaire de se *suppléer* l'une l'autre.

Représentez-vous le réseau nerveux supposé par un disque de mousseline ; il est clair que, quand bien même vous y aurez pratiqué des entailles, soit suivant des rayons, soit suivant une spirale, comme cela est indiqué sur la figure, vous pourrez toujours suivre les fils de la mousseline avec une aiguille tout autour du disque sans interrompre une seule fois la continuité de votre tracé ; parce qu'en arrivant à l'extrémité d'un fil tranché, vous pouvez toujours, sans le quitter, retourner en arrière et choisir un autre fil qui pourra courir dans la direction voulue. Et telle était l'année dernière mon opinion sur la manière dont les choses se passent dans le plexus nerveux. Toutes les fois que l'onde produite par le stimulus arrive à une solution de continuité, je pensais qu'elle revient en arrière et passe dans les *lignes de décharge* voisines, que je supposais ainsi pouvoir agir par voie de *substitution*, à la place des lignes partagées par une section.

Tel était, lors de ma dernière conférence, l'état de la question sur ces *ondes contractiles*, si remarquables. En résumé, je me décidais en faveur d'un plexus nerveux rudimentaire, malgré qu'il fût bien peu probable qu'un tel réseau fût capable, dans toutes ses parties et à un degré aussi illimité, d'actions par *substitution*. Je suis heureux de dire que cette manière de voir a été plus tard confirmée par quelques observations additionnelles qui sont de la plus haute importance. Depuis ma dernière lecture, en effet, j'ai remarqué ce fait, que des actions réflexes ont lieu entre les ganglions marginaux des méduses et tout le tissu contractile de l'animal. Ainsi, si vous saisissez le pédoncule avec des pinces, les ganglions du bord mettent immédiatement l'ombrelle tout entière dans un état de commotion violente, montrant ainsi que l'excitation doit avoir couru, en remontant le pédoncule, jusqu'à son insertion avec l'ombrelle, et, de là, jusqu'aux ganglions du bord de l'ombrelle déterminant ainsi la décharge de ces centres par voie d'action réflexe. Supposons de nouveau, que sept des huit ganglions aient été enlevés des bords d'une Aurelia, et qu'une partie quelconque du disque contractile soit stimulée trop légèrement pour produire une *contraction* au point immédiatement excité : une onde *contractile* partira néanmoins, peu après, du ganglion, montrant ainsi que l'onde *stimulante* a passé à travers la lame contractile jusqu'au ganglion et a causé la décharge de celui-ci. Dans plusieurs circonstances, le passage de l'onde d'*excitation* peut être réellement *vu*.

C'est, en effet, une propriété particulière aux innombrables tentacules qui bordent l'extrémité marginale de la méduse, d'être plus excitables que le tissu contractile de l'ombrelle. Conséquemment, on peut appliquer à la lame contractile de l'ombrelle un stimulus qui, sans être assez énergique pour produire une onde contractile dans le tissu lui-même de l'ombrelle, soit cependant assez fort pour déterminer une onde contractile dans les tentacules. Celles-ci se contractent en effet alors rapidement l'une après l'autre, jusqu'à ce que l'onde de *stimulation* ait passé tout autour du disque. Ce dernier, d'ailleurs, reste tout à fait passif jusqu'à ce que l'onde tentaculaire ou onde de *stimulation*, atteigne un des ganglions, ou l'unique ganglion restant, si le disque a été préparé par l'ablation de sept de ceux-ci. Alors, après un intervalle d'une demi-seconde, correspondant au travail latent, on est sûr que le ganglion se décharge et cause ainsi une onde générale de contraction.

Ces faits prouvent donc d'une manière singulièrement belle (car l'expression optique du passage d'une onde de stimulation est un spectacle d'autant plus intéressant qu'il est unique), ces faits prouvent, d'une manière concluante, que la lame contractile de l'ombrelle présente non-seulement les qualités protoplasmatiques d'excitabilité et de contractilité, mais encore la propriété, essentiellement *nerveuse*, de *conduire les excitations* à distance. sans l'intervention d'une onde *contractile*. J'en conclus qu'on ne peut plus maintenant douter que nous avons affaire à un tissu assez différencié du protoplasma primitif pour que la fonction distinctive des nerfs y soit pleinement établie.

III

Reste cependant la question suivante : La fonction *conductrice* peut-elle supporter des sections du tissu, comme il est déjà prouvé que peut le faire la fonction *contractile*? Car, s'il en est ainsi, toute objection à l'hypothèse que le passage des ondes contractiles est dû à l'action par *substitution* des fibres nerveuses rudimentaires, sera écartée. En deux mots, la réponse à cette question est affirmative. Je trouve en effet qu'il est aussi difficile d'intercepter le passage des ondes d'*excitation*, par le moyen de sections interposées, qu'il l'est, comme nous l'avons vu, d'intercepter par le même moyen le passage des ondes *contractiles*. Par exemple, voici une Aurelia (fig. 13) dont l'ombrelle a été coupée en forme de parallélogramme continu, et ensuite soumise aux terribles mutilations représentées par la figure. Ici encore, en stimulant très-délicatement un point quelconque de l'étendue du tissu, par exemple, l'extrémité *a*, une onde tentaculaire courra tout le long du bord, jusqu'en *b*, montrant ainsi que l'onde d'excitation doit avoir *contourné* l'extrémité de chacune des solutions de continuité qu'elle a rencontrées. Dans la figure, l'onde tentaculaire est représentée comme ayant traversé une moitié de la distance de *a* en *b*, et, près de *b*, est figuré le seul ganglion conservé, *g*. Lorsque l'onde tentaculaire arrivera en *g*, ce ganglion donnera, très-peu après, une décharge qui fera naître une onde contractile, laquelle reviendra de *g* en *a*, dans une direction opposée à celle que le stimulus avait préalablement suivie. Et c'est là, je ne crains pas de le dire, l'observation *la plus importante pour les biologistes et les évolutionnistes, qui ait jamais été faite dans le domaine entier de la physiologie des invertébrés*, parce que cette constatation prouve aux biologistes que la fonction distinctive du nerf, là où il apparaît pour la première fois sur la scène de la vie, est une fonction qui peut au plus haut degré être remplie par *substitution*, par toutes les parties de la même masse de tissu, tandis qu'elle démontre aux évolutionnistes l'existence d'un état de choses tel, que leur théorie de la genèse des nerfs devait le leur faire pressentir. Dans un animal d'une forme aussi symétrique que la méduse, chez laquelle toutes les parties du feuillet contractile se ressemblent complétement, nous devons nous attendre à ce que les lignes de décharge composant le réseau supposé soient très-nombreuses et se ressemblent toutes beaucoup, quant au degré de leur évolution. Car, comme la forme symétrique du disque n'exige pas qu'une portion des lignes soit mise en usage beaucoup plus fréquemment que toute autre portion, il suit de là, d'après la théorie de M. Spencer, que toutes les lignes doivent se ressembler plus ou moins par le degré de leur différenciation, c'est-à-dire qu'elles doivent toutes offrir à peu près la même résistance au passage d'une onde d'excitation, de sorte qu'il importe peu, pour ainsi parler, que l'onde passe par telle partie de ces lignes ou par telle autre.

Il y a encore une autre classe de faits qui, dans ma pensée, combattent énergiquement en faveur de la théorie de M. Spencer. En admettant, comme je crois que nous sommes autorisés à le faire, que les ondes contractiles ne sont pas simplement des ondes *musculaires*, mais que leur propagation dépend du passage d'une onde de *stimulation*, en admettant ce fait, dis-je, les observations suivantes prennent une grande signification : Quand l'onde contractile qui suivait une bande spirale a été subitement arrêtée par la rencontre d'une section, dans la grande majorité des cas l'arrêt est permanent, même quand la bande continue à être excitée soit artificiellement, soit par la préservation d'un seul ganglion terminal, comme le montre la figure de la page 8. Mais, dans le surplus des cas, après un temps qui varie de quelques minutes à un jour au plus, l'obstacle est surmonté, et l'onde contractile continue sa marche en toute liberté. Maintenant, si j'en avais le temps, je pourrais vous prouver que ces faits ne sont pas dus à ce que les physiologistes appellent *secousse*, et dès lors, il me semble qu'il ne reste plus qu'une seule hypothèse.

Ce que j'ai dit tout à l'heure : que la plupart des lignes de décharge dans le réseau supposé *se ressemblent beaucoup* quant au degré de leur différenciation, ne signifie pas, notons-le, que toutes ces lignes sont *exactement adéquates* sous ce rapport ; car *à priori* un tel état de choses serait improbable au dernier degré. Conséquemment, en conduisant la section en spirale, il doit arriver qu'à chaque coup de ciseaux, on divise plusieurs lignes de décharge, présentant divers degrés de différenciation ; et, en pareil cas, le fait d'un arrêt soudain et définitif est probablement dû à ce qu'une ligne bien différenciée a été tranchée, dans une partie du tissu où aucune autre ligne ne se trouve avoir un degré de formation suffisant pour conduire l'excitation plus loin. Dans la plupart des cas, comme vous devez vous y attendre, l'arrêt ainsi causé est permanent ; car il est manifeste que la formation de conduits nerveux dans les conditions indiquées par M. Spencer, ne peut pas se produire avec une énergie assez grande pour admettre que des lignes de décharge *entièrement nouvelles* s'établissent pendant le temps qui reste à vivre à une méduse mutilée, c'est-à-dire dans l'espace de peu de jours.

Cependant, conformément à l'hypothèse, on peut s'attendre à ce que, dans un petit nombre de cas, l'arrêt de l'onde contractile sera seulement temporaire, parce qu'il doit certainement arriver des circonstances où la relation de la ligne hautement différenciée qui vient d'être détruite, à la ligne moins différenciée qui se trouve dans le voisinage de la section, où cette relation sera telle, dis-je, que la seconde de ces lignes sera à peu près (sinon tout à fait) capable d'agir par *substitution* pour celle qui vient d'être coupée. Les ondes contractiles seront donc, au premier moment, instantanément arrêtées à la fin de la bande ; mais l'onde moléculaire et, avec elle, l'onde contractile qui continue à arriver jusqu'à l'extrême limite de la bande, étant alors subitement interceptées, un violent conflit de forces moléculaires se produira à l'endroit où ces ondes sont bloquées et chacune d'elles cherchera pour elle-même la ligne de moindre résistance. C'est pourquoi, comme des ondes successives viennent frapper continuellement et régulièrement le lien de l'obstruction, un trouble moléculaire plus ou moins grand se répandra également à travers les *lignes de décharge* qui d'abord n'étaient que *presque suffisantes* pour maintenir la continuité physiologique du tissu. Ainsi, conformément à l'hypothèse, chaque onde qui est arrêtée impose à ces lignes particulières de décharge un degré d'activité fonctionnelle beaucoup plus élevé que celui qu'elles ont eu, jusqu'à présent, à exercer. A son tour, cette activité plus grande engendrera une perméabilité plus grande aussi, et, tôt ou tard, le moment arrivera où ces *lignes de décharge* de *presque capables* qu'elles étaient, seront devenues *tout à fait capables* de transmettre une excitation moléculaire, suffisante pour aller provoquer des ondes contractiles au delà du point où celles-ci étaient interceptées tout à l'heure. En pareil cas, nous devions nous attendre à trouver ce que j'ai toujours vu se produire, à savoir que les premières ondes qui franchissent la barrière sont *très-faibles*, les suivantes *un peu plus fortes*, celles qui leur succèdent *plus fortes encore*, et ainsi de suite à mesure que le nouveau passage devient de plus en plus praticable par l'usage ; jusqu'à ce que les ondes contractiles traversent leur ancienne digue sans aucune diminution appréciable de leur force. Dans quelques cas, en explorant la place à l'aide de stimulations graduées et d'extrémités en pointe d'aiguille, j'ai pu fixer d'une manière certaine la ligne précise à travers laquelle avait eu lieu l'irruption de l'influence stimulatrice ; de sorte que ces derniers faits tendent, je crois, à confirmer puissamment la théorie de M. Spencer sur la formation des nerfs.

J'ajouterai que, si cette interprétation des faits est correcte, elle nous fournit une preuve frappante de l'uniformité avec laquelle travaille la nature. Une théorie scientifique de l'évolution des nerfs, qui, il y a un an, paraissait impossible à vérifier, parce que les observations qui auraient pu la démontrer eussent exigé plusieurs *centaines d'années*, cette théorie, dis-je, est maintenant établie par des observations qui ne demandent que *des heures* et *des minutes*. L'histoire de la genèse des nerfs sur notre planète, histoire qui s'est déroulée pendant une immense période, se trouve reproduite d'une manière infiniment abrégée dans les faits que je viens d'exposer. Et, quelque inconcevable que soit la différence de ces deux histoires, au point de vue de leur durée, il est, néanmoins, très-probable que c'est par cette durée seule qu'elles diffèrent.

J'appellerai maintenant votre attention sur une autre espèce de méduse qui appartient à un type dont l'évolution est un peu plus avancée que celle de l'Aurelia, et que j'ai appelée *Tiaropsis indicans* (fig. 15), nom qui fait allusion à une importante faculté dont jouit son pédoncule ou *polypite*. Cette faculté consiste en ce que cet organe peut localiser, avec la plus grande précision, tout point d'excitation situé dans l'ombrelle. Par exemple, si l'on pique à l'aide d'une aiguille l'ombrelle à un point, le pédoncule se dirige immédiatement vers ce point et le touche, ainsi que le représente la figure. Si l'on stimule, immédiatement après, un autre point du disque, le polypite se dirige vers cette par-

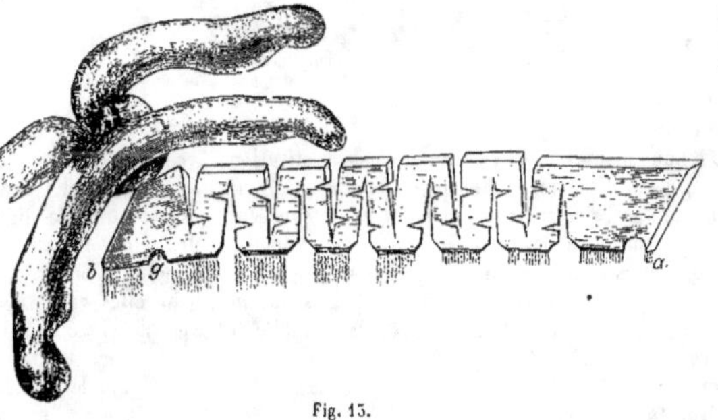

Fig. 15.

tie et ainsi de suite. C'est là, vous le comprenez, une fonction éminemment remarquable ; car elle prouve que toutes les parties de l'ombrelle doivent être parcourues par des lignes de décharge, dont chacune est capable de conduire une excitation distincte au pédoncule ou polypite, et de mettre celui-ci en mesure de déterminer toujours quelle est celle de cette multitude de lignes qui a été excitée. Cette faculté de localisation, dont est doué le polypite, montre donc que les lignes de décharge doivent être plus différenciées dans cette espèce, qu'elles ne le sont dans l'Aurelia, et que l'action *par substitution* ne saurait plus être possible entre elles à un aussi haut degré. Chaque ligne de décharge doit avoir acquis un caractère plus spécialisé, afin que le message qu'elle apporte au *polypite*, quand elle est elle-même excitée, ne puisse être confondu avec aucun de ceux apportés par les autres lignes.

Il est, comme on dit, « aisé d'être sage après l'événement ; » mais l'état de choses que nous observons ici est précisément celui que nous devions nous attendre à trouver comme constituant le *second stade*, le second *processus* de l'évolution des nerfs. C'est, sans doute, un progrès pour cette méduse que son polypite soit capable de localiser un siège d'excitation situé dans l'ombrelle. En effet, l'extrémité de ce pédoncule est pourvue d'un appareil piquant et c'est, en outre, la bouche de l'animal. Par conséquent, quand un objet vivant touche l'ombrelle, que ce soit un ennemi ou un être destiné à servir de proie, c'est évidemment un avantage pour la méduse que son pédoncule puisse rapidement se porter droit au point stimulé, dans le premier cas, pour piquer et arracher l'ennemi ; dans le second, pour capturer la proie.

Je suis par là porté à penser que la sélection naturelle doit tendre probablement à convertir les *lignes de décharge* éparses et sans direction fixe en lignes ayant une direction *définie*, développant ainsi la faculté de localisation. Au début, sans doute, cette faculté ne se montrera que d'une manière générale et hésitante (comme je l'ai fait remarquer dans le cas de l'Aurelia), mais, graduellement, par l'action combinée et la réaction mutuelle de l'usage et de la survivance des *mieux adaptés*, cette faculté acquerra une précision toujours croissante. C'est là un pas important dans la marche de l'évolution du système nerveux, puisqu'il fait pressentir le principe de la *coordination* dans les mouvements musculaires, qui, dans tous les animaux supérieurs, s'effectue par des actions réflexes ressemblant exactement, en ce qui concerne cette fonction, aux actions réflexes primitives que nous considérons.

Mais ici se présente un autre point important : puisque la théorie de Spencer suppose qu'une ligne de décharge devient de plus en plus définie par l'usage, si pour maintenir une fonction particulière (telle que celle que nous considérons), une certaine de ces lignes sert *habituellement* de communication entre deux points des tissus animaux, il s'ensuivra que cette ligne offrira moins de résistance que toute autre au passage d'une excitation entre ces deux points. Par conséquent, aussi longtemps qu'une telle ligne demeurera intacte, aussi longtemps nous devons nous attendre à ce que nous avons vu se produire, c'est-à-dire à ce qu'il ne s'établisse que peu ou point d'actions par substitution entre cette ligne et les autres. Mais que cette ligne soit coupée, et qu'il y ait un certain nombre de lignes immédiatement adjacentes (comme cela doit avoir lieu dans le cas présent), ne devons-nous pas prévoir dès lors, d'après la théorie de Spencer, et d'après ce que nous savons de l'*Aurelia*, qu'au degré d'évolution nerveuse que présente la Tiaropsis, l'excitation devra pouvoir passer de la ligne coupée à des lignes intactes ? Et je trouve que c'est, en effet, ainsi que les choses se passent. Car si on pratique une petite section entre la base du polypite et le point de l'ombrelle irrité, le polypite n'est plus capable de localiser le siége de l'irritation, quoiqu'il continue à percevoir, pour ainsi parler, qu'on le blesse *quelque part*. Par exemple, si une petite coupure est opérée comme elle est représentée sur la figure 15 de *b* en *c*, et qu'on pique l'ombrelle en un point situé au-dessous de la solution de continuité, comme en *d*, le polypite, au lieu d'appliquer son extrémité au point exact que l'on irrite, s'agite maintenant de côté et d'autre, touchant tantôt un point, tantôt un autre de l'ombrelle, comme s'il cherchait en vain le corps qui l'attaque et qu'il ne peut cependant pas parvenir à trouver. J'explique ce changement marqué dans la conduite du polypite, en supposant qu'en ce cas les ondes de stimulation courent le long de leur ligne

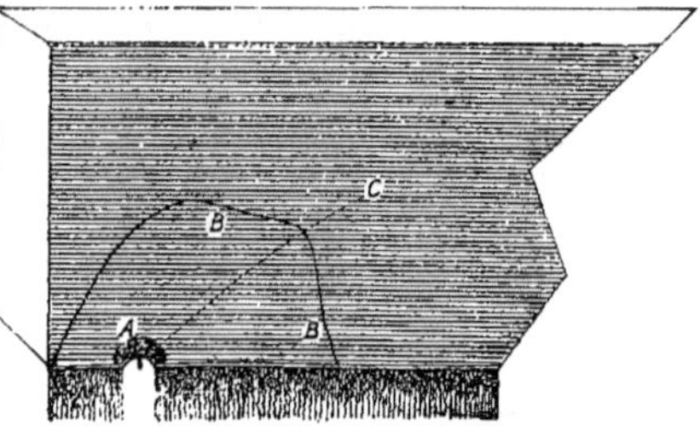

Fig. 14.

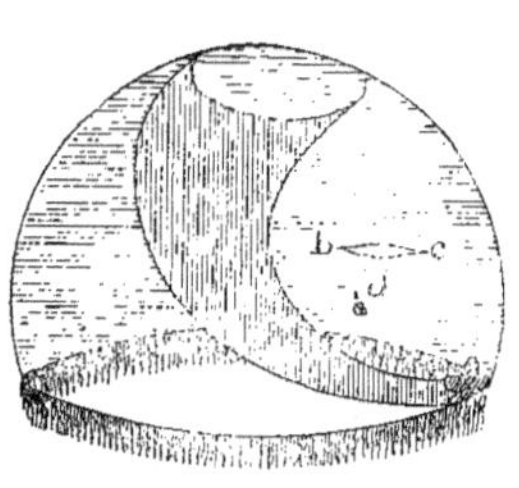

Fig. 15. — *Tiaropsis indicans.*

habituelle de décharge jusqu'à ce qu'elles atteignent la coupure, et qu'arrivées là, ne pouvant plus suivre leur ligne ordinaire de moindre résistance, elles se répandent dans les lignes adjacentes et se dispersent ainsi dans toute la surface de l'ombrelle. De là une multitude de messages contradictoires qui arrivent simultanément au polypite, lequel, par suite, exécute à l'aventure les mouvements que j'ai décrits. Chacun de ces mouvements est probablement déterminé par l'énergie plus ou moins grande avec laquelle une ligne, puis une autre, prend part à la convection de l'excitation ainsi dispersée.

Et maintenant, autre prévision à vérifier : nous devons nous attendre à ce que le degré relativement supérieur de spécialisation, qui dans ces lignes de décharge, et tant qu'elles sont intactes, s'oppose à toute action par substitution, à ce que ce degré de spécialisation ait pour effet de rendre cette *action par substitution* consécutive à la section des lignes, moins facile que dans l'Aurelia, chez laquelle la spécialisation des lignes étant moins prononcée, une *action par substitution* parmi elles est probablement plus habituelle. Et c'est aussi ce que nous voyons arriver, car, tandis que dans l'*Aurelia* l'onde d'excitation, cheminant en zigzag, contourne l'extrémité de *toutes* les sections qu'elle rencontre, dans la *Tiaropsis, deux ou trois* coupures sont suffisantes pour détruire, non-seulement les mouvements coordonnés, mais encore les mouvements incohérents du polypite, ce dernier restant passif parce que toutes les ondes d'excitation sont alors interceptées.

En dernier lieu, et avant de quitter le cas de la *Tiaropsis indicans*, je me plais à mentionner un fait digne de remarque. Quoique le *polypite* soit capable d'accomplir la fonction compliquée, et propre aux ganglions, de localiser un siége d'excitation dans l'ombrelle, aucune trace de *structure* ganglionnaire n'y peut être découverte par le microscope. De plus, une portion détachée du polypite continue, quelle qu'en soit la dimension, à jouir de la faculté de localisation, exactement comme le fait l'organe tout entier.

En d'autres termes, cette faculté de localisation, qui est si pleinement exercée par le polypite de cette méduse (et qui, si quelque chose de semblable se passait dans les animaux supérieurs, exigerait certainement l'existence de ganglions), cette faculté est ici répandue également dans toutes les parties du tissu irritable extrêmement mince qui forme la surface extérieure de l'organe. L'*état naissant* des ganglions du polypite ressemble donc à l'*état naissant* des nerfs dans l'ombrelle, sous ce rapport que, dans les deux cas, des signes évidents, des signes caractéristiques d'une fonction apparaissent avant qu'aucune trace d'une structure corrélative puisse être distinguée. Il est donc ainsi prouvé que les cellules nerveuses, non moins que les fibres nerveuses, ont leurs premiers commencements dans des différenciations de la substance protoplasmatique, différenciations trop délicates pour être analysées par le microscope [1].

Voici une autre espèce de méduse, sur laquelle je dirai quelques mots, parce qu'elle présente un degré bien plus élevé que celui des Tiaropsis dans l'évolution nerveuse. C'est la *Sarsia tubulosa* (fig. 16), méduse dans laquelle les lignes de décharge sont assez différenciées en certains endroits pour qu'on puisse les voir directement, et méritent dès lors le nom de *nerfs*. Tout autour du bord et, aussi, suivant la direction des tubes radiés, on peut suivre la trace des premières fibres nerveuses visibles du règne animal.

Nous devons être sûrs d'avance que le progrès dans la structure, qu'implique le changement d'une *ligne de décharge* en une *fibre nerveuse visible*, entraînera un progrès correspondant dans la fonction. En premier lieu, la vitesse avec laquelle l'excitation avance le long de ces fibres nerveuses pleinement développées, est beaucoup plus grande que dans les nerfs rudimentaires ou lignes de décharge de l'Aurelia. En second lieu, cette plus grande différenciation du tissu nerveux rend la connexion entre deux parties de l'organisme beaucoup mieux définie, et, par suite, les actions *par substitution* beaucoup moins nombreuses que nous ne les avons vues dans les autres méduses. Si bien que, par exemple, une onde tentaculaire dans cette espèce, peut être arrêtée par une seule petite coupure faite au bord de l'ombrelle. Enfin, c'est dans cette espèce que j'ai pu apercevoir, pour la première fois, des preuves non équivoques de coordination dans les ganglions marginaux. Dans toutes les autres espèces de méduses, on voit ces ganglions agir indépendamment les uns des autres; mais dans cette espèce (où ils apparaissent pour la première fois réunis par une fibre nerveuse), ils agissent toujours de concert. A tel point, qu'en ce cas, l'animal est capable de se diriger lui-même dans une direction voulue. Cela résulte des expériences que j'ai décrites l'année dernière, et dans lesquelles on voyait des individus de cette espèce jouir du pouvoir de suivre un rayon de lumière mobile, tout autour du vase où ils étaient renfermés. Je remarque aussi que les sujets de cette espèce présentent beaucoup plus d'énergie nerveuse

que toutes les autres méduses que j'ai eu occasion d'observer.

Je viens de vous exposer quelques-uns des points par lesquels mon travail a cherché à éclairer les premières phases de l'évolution des nerfs et du système nerveux. Or, ce sont précisément ces phases dont la nature a besoin surtout d'être élucidée. Une fois que les fibres et les cellules nerveuses ont accompli leur évolution, et ont pris la forme d'un simple mécanisme réflexe, l'histoire de leur évolution subséquente en système nerveux composé est facilement intelligible. Les principes d'après lesquels cette évolution supérieure s'effectue sont toujours les mêmes : elle résulte essentiellement de l'établissement de degrés de plus en plus élevés d'intégration. Comparez, par exemple, le système nerveux d'un ver, d'un mille-pieds, d'un insecte et d'une araignée (fig. 17 et 18), et voyez la fusion progressive des ganglions qui s'est produite. Cette centralisation croissante est certainement due, en dernière analyse, à la sélection naturelle, sinon exclusivement, du moins en grande partie. Car cette consolidation progressive des appareils réflexes constitue un grand avantage pour les organismes où elle s'accomplit, puisqu'elle sert à rendre possibles des mouvements musculaires de plus en plus variés et de mieux en mieux coordonnés.

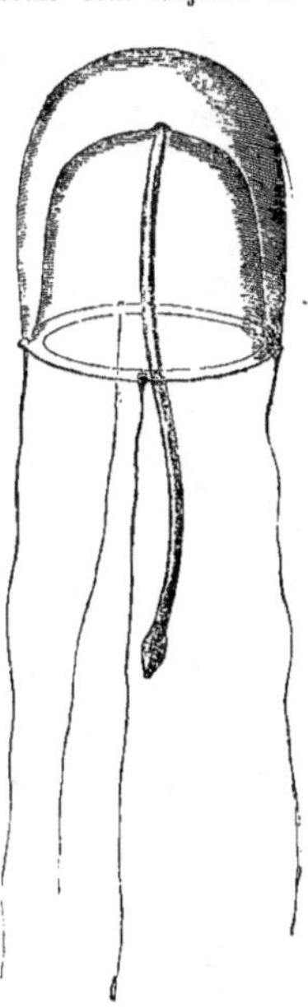

Fig. 16. — *Sarsia tubulosa.*
(1/3 grandeur naturelle.)

Dans la série des animaux vertébrés l'évolution de la matière nerveuse centrale consiste principalement dans l'accroissement de dimension des ganglions, dû à l'augmentation du nombre de leurs éléments nerveux, cellules et fibres. Cet accroissement progressif dans le volume des ganglions, est surtout remarquable dans le cas des hémisphères cérébraux. Ces hémisphères sont les ganglions, que nous savons être le siège exclusif des facultés intellectuelles, et leur augmentation de volume, à mesure que l'on monte dans la série animale, doit, sans aucun doute, être regardée comme résultant de la corrélation de la structure avec le développement progressif des pouvoirs intellectuels,

---

[1] Dans certains cas l'établissement d'une ligne nouvelle de connexion physiologique suit une marche plus graduelle que celle indiquée dans le texte (p. 11). Voici, pour le prouver, un cas très-intéressant. Sept corps marginaux ayant été sup-